Une Observation médicale

presque en forme d'expérience

FAITE A LOURDES EN 1920-1921

par un ancien Interne des Hôpitaux de Paris

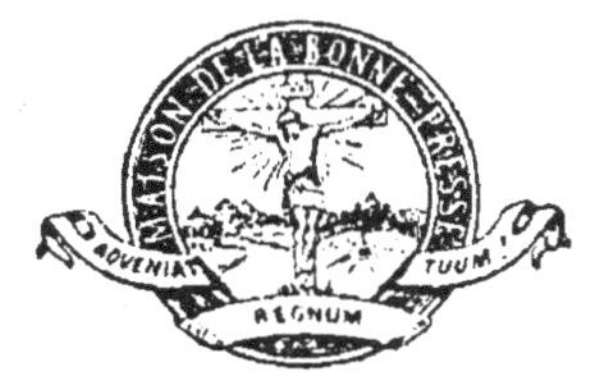

PARIS
MAISON DE LA BONNE PRESSE
5, Rue Bayard, 5

APOLOGÉTIQUE CONTEMPORAINE

Les Origines de la Vie. — **Pourquoi faut-il croire en Dieu ?** *Réponse de la Science.* — **La Providence :** *Dieu s'occupe-t-il de nous?* — **La Peste antireligieuse :** *Réponse à la « Peste religieuse »*, de l'Allemand JEAN MOST, 4 brochures, par L.-D. DE SAINT-ELLIER.

Dieu existe : *les grands témoignages.* — **Notre-Seigneur Jésus-Christ.** — **L'Ame humaine.** — **L'Immortalité.** — **Les Congrégations religieuses en France,** 5 brochures, par Mgr L. LENFANT, évêque de Digne.

Valeur historique de l'Évangile, *au point de vue de la Science et de la Critique moderne*, par le P. LODIEL, S. J.

De l'Établissement du Christianisme dans le Monde, par l'abbé PAUL CONSTANT, préface de PAUL ALLARD.

L'Indifférence religieuse, par l'abbé HUGON.

Pourquoi ne peut-on pas se faire protestant ? par l'abbé A. PIREYRE.

Nations protestantes et Nations catholiques : *Où est la supériorité sociale? Etude historique et économique*, par YVES DE LA BRIÈRE.

La Pauvreté religieuse : *Réponse à de récentes attaques*, par le P. H. GUILLERMIN, O. P.

Y a-t-il des Miracles scientifiquement prouvés ? par le P. LODIEL. — **Le Miracle :** *à propos des guérisons de Lourdes.* — **Le Surnaturel dans les guérisons de Lourdes,** par le Dr HENRI GUINIER. — **Le Fait de Lourdes :** *sa valeur apologétique*, par Mgr CHOLLET, archevêque de Cambrai. — **Les Guérisons de Lourdes :** I. *Rapports présentés par les médecins à la séance du 24 novembre 1912, à Paris;* II. *Rapports présentés à la séance du 30 novembre 1913;* III. *Rapports présentés à la séance du 30 janvier 1916.* 7 brochures.

Carnet d'un médecin, par le Dr MARCHAND.

La philosophie de Descartes, par Mgr ALBERT FARGES, docteur en philosophie et en théologie.

Le Transformisme jugé par le naturaliste J.-H. Fabre, par le Dr JOSEPH POUCEL.

La Nature vivante, par A. STUDLER.

Convertis : *François Coppée, J. Joergensen, Huysmans Ferdinand Brunetière, A. de Ruville*, etc., par A. DOSSAT et J. MONJOVET.

Le Chevalier de La Barre, *Étude historique d'après les écrits de Voltaire et le dossier de l'instruction criminelle.*

Étienne Dolet, par L. DUVAL-ARNOULD, ancien vice-président du Conseil municipal de Paris, avocat à la Cour d'appel.

Où en est la question de l'homme préhistorique, par Mgr ALBERT FARGES.

Chaque brochure : **0 fr. 50;** *port,* **0 fr. 05.**
Remises : 7/6, 15/12, 70/50, 150/100.

5, RUE BAYARD, PARIS-VIIIe.

Une Observation médicale

presque en forme d'expérience

FAITE A LOURDES EN 1920-1921

par un ancien Interne des Hôpitaux de Paris

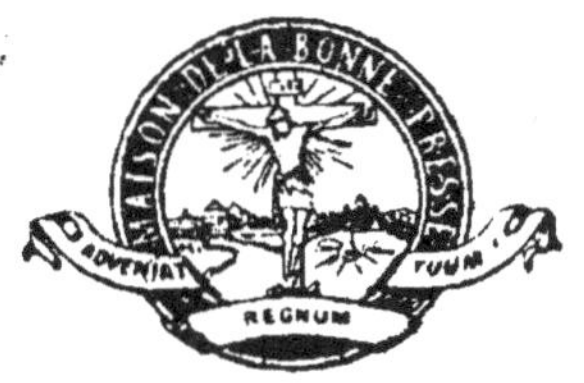

PARIS
MAISON DE LA BONNE PRESSE
5, Rue Bayard, 5

Nihil obstat.

Parisiis, die 15ª decembris 1922.

J. ANDRÉ.

IMPRIMATUR

Parisiis, die 16ª decembris 1922.

G. AUDOLLENT,
vic. gen.

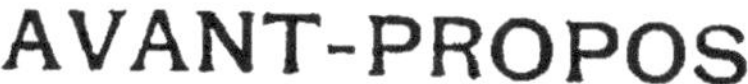

AVANT-PROPOS

Ce petit travail s'adressait primitivement aux médecins. Mais, comme on affirme qu'il peut servir à l'apologétique dans le grand public, on m'a prié de le revoir et expliquer.

Le défi d'un illustre impie se trouve relevé. Un jeune médecin appartenant au monde médical officiel a tenté de constater une guérison miraculeuse dans des conditions fixées d'avance. Il a choisi parmi les malades inscrits au Pèlerinage de Lourdes quelques cas paraissant bien nets. Il les a étudiés, avant leur départ, selon les méthodes les plus modernes. Car l'observateur scientifique ne jugera d'un changement que s'il a étudié l'état antérieur.

La première année de ses recherches fut infructueuse.

L'année suivante, l'une des malades examinée à Paris quelques jours auparavant était à Lourdes l'objet d'une belle guérison. Ce miracle fut étudié minutieusement dans les mois suivants, et c'est le résultat de cette quasi expérience qui est relaté ici.

Pour rendre plus fructueuse la lecture de ce *Rapport médical*, on a souligné en notes la valeur des arguments, comme on le ferait dans une conversation. On ne s'est pas borné à expliquer quelques termes d'allure scientifique. En effet, le langage médical emploie surtout des mots de la langue courante, mais qui sont pris dans une acception très précise, souvent fort éloignée du sens usuel. De sorte que rien ne signale leur valeur aux yeux d'un lecteur non averti. Mais de plus, dans les notes, on a exposé au fur à mesure ce que recherche le médecin, ce pourquoi il s'attache à telle constatation, alors qu'il regarde comme peu de chose tel et tel autre argument. On ramène ainsi cette étude scientifique à une question de bon sens où tout lecteur est à même de porter son jugement.

UNE OBSERVATION MÉDICALE

presque en forme d'expérience.

FAITE A LOURDES EN 1920-1921

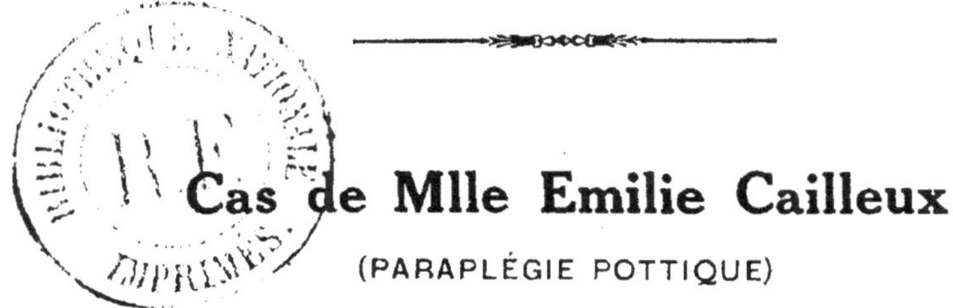

Cas de Mlle Emilie Cailleux

(PARAPLÉGIE POTTIQUE)

Peut-on étudier à loisir un miracle à Lourdes?

On dit couramment que le surnaturel n'est pas un objet d'études. Les uns invoquent un prétendu respect. D'autres, au contraire, déclarent que le miracle, si tant est qu'il existe, préfère la pénombre et ne se laisse pas approcher.

Certains détails dans les descriptions de miracles semblent corroborer cette opinion. Fréquente est l'absence de tout observateur qualifié au moment du phénomène.

Souvent aussi le manque de telle vérification antérieure met à néant toute possibilité de conclusion.

On fuit donc ce terrain brûlant, et si quelque fait sortant nettement de l'ordinaire vient s'imposer à l'attention on évite de l'approfondir, de peur des conséquences que pourrait avoir pareille étude. Partout ailleurs on veut se rendre compte des choses par soi-même. Ici on se montre très satisfait d'une opinion de seconde main. Ou bien, l'on dira que l'étude approfondie du miracle déplaît à l'agent mystérieux et on restera dans le vague, ou bien on se contentera d'estimer que la question est jugée depuis longtemps, que le miracle n'existe pas. Des savants, des médecins bien qualifiés pour ne pas se laisser tromper, dira-t-on, ont poursuivi l'étude de soi-disant miraculés et ont reconnu que, de miracles, il n'y en avait que dans quelques pauvres cerveaux détraqués d'hystériques et dans les clameurs d'une foule en délire.

J'ai voulu me rendre compte si je pouvais voir, examiner, étudier à loisir un miracle de Lourdes. Il se trouve que la majeure partie des « chroniques » qui vont à Lourdes sont porteurs de tuberculoses pulmonaires et osseuses, ce que j'ai longuement étudié. Mais de plus, comme je me suis tourné vers la neurologie et la psychiatrie, c'est en élève du cher et regretté professeur Gilbert Ballet (1), de Babinski, de Jules Voisin, de Roubinovitch et du professeur Laignel-Lavastine, que je comptais étudier les fameux miraculés pyrénéens.

Les cas déjà publiés suffisaient-ils pour qu'on puisse se faire une opinion ?

En 1916, à l'occasion d'un passage à Lourdes, je lus pour la première fois une publication médicale sur ce sujet. Ma jeunesse avait été imprégnée du *Lourdes* d'Emile Zola. J'avais lu et relu ses prestigieuses descriptions, j'avais senti évoluer ses foules, mais je ne m'étais pas arrêté à la pauvreté de ses combinaisons pathogéniques. Je ne connaissais donc rien autre chose que ce roman, quand en 1916 j'ouvris le livre du Dr Boissarie et celui du chanoine Bertrin sur *les guérisons de Lourdes*.

Bien des pages excitèrent mon scepticisme : d'abord des diagnostics anciens, des dires un peu démodés; pour certaines observations paraissant sérieuses, je lisais, je lisais, pressé d'arriver enfin au symptôme important, à l'examen qu'on attend, qu'il est évidemment indiqué de faire en pareil cas. Mais la dernière page arrivait avant le dernier mot qui eût tout éclairé.

Ainsi les espoirs de conclure s'évanouissaient les uns après les autres dans une répétition décevante.

Ces porteurs de tuberculoses pulmonaires dont les signes stéthoscopiques se sont instantanément transformés, et dont l'état

---

(1) M. Gilbert Ballet, professeur de clinique mentale à l'Asile Sainte-Anne.
Le Dr Babinski, l'élève du professeur Charcot, dont les travaux désormais incontestés sur les affections du système nerveux lui ont acquis une renommée mondiale.
Le Dr J. Voisin, médecin de la Salpêtrière.
Le Dr Roubinovitch, médecin de l'asile de Bicêtre, membre du Comité de prophylaxie d'hygiène mentale.
Le professeur Laignel-Lavastine, spécialisé dans l'étude des maladies nerveuses et mentales.

général est devenu très rapidement excellent, peuvent bien avoir été miraculés. Mais n'est-ce pas plutôt quelque coïncidence et une banale rémission chez un sujet que l'auscultation faisait juger bien plus atteint qu'il ne l'était en réalité? Que de congestions-œdèmes du sommet prises pour des cavernes pulmonaires, comme dit mon maître Caussade. Et tous ces ventres! Et toutes ces péritonites et salpingites! Quel champ ouvert aux erreurs de diagnostic par le péritonisme!

Le médecin parisien a, pour Lourdes, une petite formule toute faite et qui a cours partout : les malades qui guérissent à Lourdes sont des hystériques. Et on va même jusqu'à inverser la formule, selon l'axiome du traitement pierre-de-touche : la preuve qu'il s'agissait bien d'hystérie (1), c'est que le malade a guéri à Lourdes.

Pareille simplification n'est pas mon fait.

Et d'abord, comme tous ceux de ma génération, je récuse le terme hystérie, et dans le pithiatisme il n'y a plus que des cas bien nets. Il est passé le temps où on parlait d'hystéro-tuberculose, et les stigmates hystériques sont pour toujours rayés de la pathologie.

Prenant les choses plus au large, je considérais que ces fonctionnels (2) se disant guéris à Lourdes peuvent être des sujets

---

(1) Le professeur Charcot avait isolé une maladie à laquelle il avait donné le nom d'hystérie, vocable qui existait auparavant, sans avoir de signification exacte. Il a décrit une grande et une petite hystérie avec des « stigmates ». Ces stigmates hystériques persistaient dans l'intervalle des crises de nerfs permettant de faire le diagnostic.

Or, le Dr Babinski a effectué « le démembrement de l'hystérie traditionnelle ». Il a montré que les stigmates hystériques étaient tous le produit soit de la supercherie, soit de la suggestion. Il a réuni ces derniers sous la dénomination de pithiatisme. Ainsi était ruinée la conception de Charcot et de Gilles de Tourette qui arrivaient à faire rentrer dans le domaine de l'hystérie presque toute la pathologie, et qui, par ce moyen, pensaient expliquer les miracles de « la piscine »... Quant aux prétendus stigmates hystériques, ils ont disparu depuis qu'on a cessé de les rechercher. Charcot les provoquait en suggestionnant inconsciemment ses malades. On ne les retrouve plus, du moment qu'on ne s'écarte pas des conseils donnés par Babinski. C'est en particulier le cas des examens de sensibilité dont il sera question plus loin.

Babinski a trouvé, de plus, des signes organiques permettant de différencier les paralysies hystériques (ou pithiatiques) des paralysies organiques.

(2) Un signe organique est celui que peut constater tout observateur. Il s'oppose au signe subjectif, inorganique dont se plaint le malade. La douleur est un signe subjectif, fonctionnel. Le fait de ne pas marcher est un trouble fonctionnel. Au contraire, une gibbosité, une saillie osseuse anormale est un signe organique. Les mouvements réflexes qui ne sont pas sous la dépendance de la volonté sont la source la plus riche des symptômes organiques.

Pour diagnostiquer une maladie, on tient compte des troubles fonctionnels, confinés au lit par quelque idée délirante soit d'hypocondrie, soit de négation (comme celles que les gynécologistes appellent des fausses utérines), et le fait de cesser leur confinement, leur paralysie, leurs gémissements, sous l'influence des émotions de Lourdes, n'a rien que de conforme à leur évolution mentale naturelle.

Donc je lisais ces pages en soupçonnant partout la fraude, la simulation et les troubles pithiatiques — les déformations et exagérations dans les dires des intéressés, et j'étais prêt à supposer toujours ces erreurs énormes que certains malades savent si habilement créer dans l'esprit de leur entourage.

J'ai cherché si, dans le livre du Dr Boissarie, je trouvais des faits miraculeux vraiment démonstratifs.

A ce point de vue, il ne s'agissait plus de savoir si dans tel cas il y avait miracle ou non. Mais je me disais : Peut-on tenir entre les doigts un fait miraculeux nettement constaté, constaté médicalement, et par une compétence, mieux que cela, un fait qui soit si facile à reconnaître que la valeur scientifique de l'observateur soit hors de cause, et cela avec tout un ensemble de circonstances garantissant la sincérité de l'observation ?

Enfin, de toutes ces constatations faites à Lourdes, je ne demandais qu'un miracle, qu'un seul, un petit miracle, mais bien précis, bien complet, un fait irrécusable, indéniable, qui s'impose.

Je dus avouer que le livre du Dr Boissarie en contient plusieurs :

Les deux demoiselles Renaud (atrophie d'un membre inférieur) (1).

---

mais on s'attache surtout à établir l'existence de signes organiques apportant seuls une véritable certitude.

D'une façon générale, le malade s'occupe de sa douleur et ignore ou se désintéresse des signes organiques. Le médecin prend bien en considération ce qu'on lui dit, mais il ne peut étayer son diagnostic que sur les signes organiques qu'il voit de ses yeux, qu'il touche de ses mains.

C'est la raison de l'étonnement que cause un examen médical, à l'entourage d'un malade alité depuis longtemps. On ne comprend pas comment le médecin peut oser mettre en doute des choses qui semblent affirmées par un long passé de souffrances. On lui fait grise mine de ce qu'il ne croit pas les gens sur parole. C'est pourtant la noblesse du savoir médical de n'appuyer ses affirmations que sur ce qui a été, tel jour, dûment et pleinement constaté par un médecin.

(1) L'inégalité de longueur des deux membres inférieurs, due à un trouble de

Mme Biré avec son atrophie papillaire.

Kersbilck avec son certificat de cécité totale et incurable par atrophie papillaire et signé du Dr Delapersonne.

Le double pied bot congétinal de la fillette du Dr Aumaître.

Et d'autres.

J'allai au Bureau médical causer avec le Dr Cox. Il me raconta que le cas qui l'avait frappé le plus dans sa longue carrière d'assistant du Dr Boissarie, c'étaient les fistules pyo-stercorales de Marie Borrel.

Enfin, sur la table, je vis le moulage en bronze des os de Pierre de Rudder. Ils donnent à réfléchir. Cette vieille fracture s'est soudée si heureusement que le tibia malade a la longueur du tibia sain. Or, les fragments n'étant pas dans le prolongement exact l'un de l'autre, et le cal n'étant pas exubérant, il a fallu qu'un allongement portant sur le reste de l'os vienne compenser l'inévitable raccourcissement. Comme il s'agissait de huit ans de suppuration, ce raccourcissement devait être très marqué.

De plus, l'axe physiologique du membre a été rétabli bien qu'aient persisté la déviation et la rotation des fragments.

En un mot, le sujet a retrouvé la marche sans boiterie. C'est bien extraordinaire, cette consolidation si favorable, « si providentielle », dirions-nous.

Enfin, comme on dit, « tout cela est bien impressionnant, mais... »

Si j'écris maintenant ces lignes, c'est parce que, en 1916, à mon premier contact avec Lourdes, j'ai achevé la phrase : « ... mais je voudrais bien voir cela moi-même. »

Alors j'ai pris la ferme résolution de faire tout mon possible pour être témoin, pleinement témoin d'un beau miracle à Lourdes.

---

croissance, est un signe organique qui pouvait être exprimé en centimètres chez les demoiselles Renaud.

Il est facile à un aveugle de prouver qu'il voit, mais était-il réellement aveugle auparavant? Ses dires ne suffisent pas. Or, chez Mme Biré comme chez Kersbilck l'examen du fond d'œil fait à l'ophtalmoscope avait décelé l'atrophie de la papille, signe organique irrécusable, et le certificat de ce dernier portait la signature du professeur d'ophtalmogie à la Faculté de Paris, médecin de l'Hôtel-Dieu.

Sont de même de constatation objective : des pieds bots, un anus contre nature suite d'opération, une fracture de jambe.

Pour être réellement témoin d'un miracle à Lourdes, il faut avoir examiné le malade auparavant. Mais n'y a-t-il pas des difficultés insurmontables?

Mon désir a cherché à se préciser : voir ce que racontent les personnes étrangères à la médecine est évidemment insuffisant.

— Vous me demandez si, à Lourdes, j'ai vu des miracles depuis le temps que j'y vais? Oui, j'en ai vu. Tenez, Mlle X... s'est levée pendant la procession juste à côté de moi. C'est moi qui l'ai soutenue.

— Ah! mais, après, qu'en ont dit les médecins?

— Ça! je ne sais pas. Ce n'est pas mon affaire...

Remarquez bien qu'à distance une constatation aussi vague paraît bien insignifiante, mais qu'à Lourdes tout le monde désire avidement voir un miracle pendant la procession. Oh! voir une miraculée se lever, les cheveux épars, enveloppée d'un linceul, en criant : « Je suis guérie », et les pieds nus dans la boue suivre extasiée le Saint Sacrement!

Plus scientifique est le médecin qui se met de garde à la piscine en se disant :

— Oh! comme je voudrais voir un miracle se faire là sous mes yeux! Une belle plaie de 0m,10 à 0m,20 que je verrais se fermer instantanément!

Pour moi, je réclamais plus de temps. Je voulais prendre mon temps et je finis par décider de faire tout mon possible pour voir, examiner, étudier à loisir le malade avant le Pèlerinage. Puis pour le voir pendant et après le miracle et conclure à loisir que j'avais ou non manié le surnaturel. Et il me fallait encore un cas démonstratif (1) — non pas un diagnostic incertain, mais

---

(1) Il faut bien se garder de limiter les cas de guérisons miraculeuses à ceux qui ont été examinés par les médecins et qui présentaient des signes organiques indéniables. Les autres cas peuvent être aussi miraculeux, bien que n'étant pas démonstratifs.

Dans un grand nombre d'affections, nous ne possédons pas encore de signes organiques. On en découvre de nouveau tous les jours. Le nombre des cas miraculeux démonstratifs exprime donc, non pas la fréquence des guérisons, mais l'état actuel de la science.

D'autre part, un médecin n'a pas le droit de se contenter de guérisons probables, de dires paraissant sérieux. S'il veut juger médicalement, il doit ne s'incliner que devant les signes objectifs.

quelque chose de bien connu — non pas une amélioration très évidente aux yeux de l'entourage, mais restant difficile à traduire en constatations précises.

Je voulais un malade étudié avant, après, un diagnostic facile et certain, une guérison complète et de facile constatation.

Je voulais un cas démonstratif. J'étais donc fort exigeant.

A moins de chances extraordinaires, ce programme, dira-t-on, n'est pas réalisable.

J'essayai même de me rendre compte de la proportion des malades et des miraculés.

Dans les trois fascicules du Dr Boissarie, il y a peut-être une soixantaine de cas qui me paraissent indéniables, « cruciaux ». Récemment même le Dr Bruno de Grandmaison publiait : « Vingt cas » qu'il qualifie de guérisons de Lourdes prouvées médicalement.

Si, pour simplifier, on parle de quelques dizaines de cas cruciaux, on est fort peu encouragé à tenter l'expérience, quand on apprend qu'ils proviennent de 8 000 cas dits « retenus » dans les registres du Bureau médical, et sur combien de milliers de malades?

Il paraît donc impossible de s'attaquer à la masse des malades d'un pèlerinage, pour obtenir après plusieurs centaines d'examens d'avoir un cas miraculeux, et encore sera-t-il démonstratif!

D'ailleurs, l'impossibilité est absolue puisque, à chaque pèlerinage, les malades viennent de toute la France et même de l'étranger.

Je me résolus à prendre un moyen terme. J'avais été frappé de la proportion élevée des guérisons à l'hospice-sanatorium de Villepinte qui reçoit des filles atteintes de tuberculoses pulmonaires dans un état avancé.

Je voyais qu'en 1896, sur 14 malades envoyées à Lourdes, 8 furent guéries; — qu'en 1897, sur 20 malades il y en eut 8 qui furent guéries ou améliorées; — qu'en 1898, sur 24, 14 revinrent améliorées.

Villepinte appartenant à la banlieue de Paris, je formai le projet d'aller examiner les malades avant leur départ au Pèlerinage. S'il y avait quelque guérison parmi elles, on m'en préviendrait, et j'y retournerais faire mes constatations. Ceci pouvait être répété plusieurs années de suite. Et ainsi je conclus qu'il n'était même pas nécessaire d'aller à Lourdes.

Ma première tentative en 1920.

Ces projets mûrirent quatre ans du fait des circonstances de guerre, et en 1920 j'en commençai la réalisation.

Quelques semaines avant le départ du Pèlerinage National, je me présentai au sanatorium de Villepinte.

J'y fus reçu avec une amabilité qui me causa un léger étonnement. J'y examinai à mon aise les cinq malades devant prendre part au Pèlerinage : toutes étaient des tuberculeuses ayant des bacilles dans les crachats.

La R. Mère Supérieure me conseilla d'étendre mes investigations et de m'adresser à la direction des Pèlerinages, avenue de Breteuil.

Là, à l'exposé de mes désirs, on m'ouvrit tout grands les dossiers. Le train spécial ne comportait cette année-là que 80 malades. Pour chacun, il y avait un certificat récent du médecin traitant. Si tous ces certificats n'étaient pas parfaits, quelques-uns cependant étaient de véritables modèles.

Je choisis une dizaine d'adresses et j'allai visiter ces malades à domicile. Evidemment je commençai par Mlle N. S. qui se trouvait depuis cinq ans dans le service de mon maître Babinski pour une paralysie infantile.

Les muscles de l'abdomen et des membres inférieurs étaient très profondément atteints.

— Oh ! si celle-là guérissait ! me disais-je en m'en allant, voilà un diagnostic solidement étayé.

Je vis plusieurs malades dans tout Paris : maladie de Parkinson, paralysie infantile, mal de Pott, tabes, lupus, tumeur blanche du genou. Je prenais une note au lit de chaque malade, et quand je recherchais quelque signe de constatation un peu délicate, je redoublais d'attention, me disant :

— S'il est miraculé, celui-là, oseras-tu affirmer que tu as trouvé tel signe?

Et je partis pour Lourdes le 18 août 1920.

Là-bas, pas de miracle. Je n'ai pas vu de miracle.

J'ai vu une Alsacienne se lever comme un spectre, grandie par ses deux longues tresses de cheveux. Mais, quelques minutes après, au Bureau médical, nous lisions son certificat : « Astasie-abasie hystérique. Guérie antérieurement d'aphonie nerveuse. » J'ai vu une « grande malade » réputée mourante depuis plusieurs mois, sur laquelle les diagnostics les plus divers avaient été portés et qui cessa son confinement au lit au moment d'une procession, mais n'en resta pas moins une « utérine » ayant un utérus en rétroversion après son soi-disant miracle, comme il est bien probable qu'il l'était avant. Au sujet de cette demoiselle, il y eut pendant trois jours des discussions passionnées. Elles transpirèrent même hors de l'enceinte médicale. Certains tenaient pour un abcès pelvien qui se serait vidé subitement pendant la procession. D'autres, insistant pour se faire présenter les linges, constataient qu'ils n'étaient souillés que d'urine. Le vice-président du Bureau médical, le Dr Marchand, s'efforçait de se maintenir entre les deux partis. Ces médecins bénévoles qui viennent à Lourdes pour voir des miracles sont de pays et de culture très différentes, et comme tout médecin qui se présente peut faire partie du Bureau médical, cela ne simplifie pas les cas difficiles et n'abrège pas les discussions. Enfin, quand on se sépara, à la fin du Pèlerinage, la plupart des confrères emportaient l'idée qu'ils n'avaient pas vu de miracle et qu'il ne s'agissait que d'un cas d'idée fixe hypocondriaque ayant abouti au confinement au lit, idée qui s'est modifiée sous l'influence des émotions de Lourdes.

Comme c'était son devoir, le Dr Marchand fit son enquête par la suite et il en communiqua le résultat à ceux des confrères qui l'en avaient prié : Mlle B..., opérée anciennement d'appendicite à froid, avait eu longtemps des crises de nerfs, avait fait de la pseudo-coxalgie hystérique, puis de la pseudo-arthrite du genou, et faisait du péritonisme quelque temps avant le Pèlerinage.

L'affaire était jugée.

Je n'ai pas vu de miracles à Lourdes pendant les cinq jours du Pèlerinage National en août 1920.

Ma seconde tentative en 1921.

Alors, j'ai recommencé en 1921.

J'avais examiné 12 malades avant le Pèlerinage de 1920 et aucun n'a été miraculé :

J'en ai examiné 35 en 1921.

Mêmes recherches dans les semaines qui précédèrent le Pèlerinage. Au sanatorium de Villepinte, j'examine 13 tuberculeuses avancées, tout aussi authentiques que l'année précédente ; à l'hôpital Bon-Secours, deux paraplégies pottiques, une bronchite pseudo-membraneuse; des cancéreuses à Notre-Dame du Calvaire; en ville, plusieurs cas de mal de Pott, paralysie infantile, tabes, lupus, kératite interstitielle bilatérale, etc. Enfin, dans les hôpitaux de l'Assistance publique, il n'y avait que deux malades partant pour Lourdes, toutes deux à l'hôpital Saint-Louis : Mlle B. P... en médecine, service du Dr Halbron : rétrécissement mitral et hémiplégie gauche, et en chirurgie Mlle E. C... : paraplégie pottique, service du professeur Lecène.

J'examinai soigneusement ces deux malades, ayant comme l'année précédente la pensée que l'argument d'autorité a du bon quelquefois. D'ailleurs, toutes deux présentaient des signes d'organicité très évidents : le cœur de l'une était vraiment en pleine asystolie, et d'ailleurs elle est morte quelques semaines après son retour du Pèlerinage; l'autre était totalement paraplégiée et présentait le signe de Babinski.

Celle des 35 qui se présente comme miraculée.

Or, neuf jours après, à Lourdes, au Bureau médical, je voyais arriver Mlle E. C... debout, marchant.

Voici son observation en détail :

Mlle ÉMILIE CAILLEUX, 26 ans, femme de chambre.

Histoire de la maladie.

Née à Paris.

Sa mère et son frère sont morts de tuberculose (1).

(1) L'infection tuberculeuse, due au bacille de Koch, intéresse généralement tout l'organisme. Elle se localise le plus habituellement aux poumons. C'est la tuberculose pulmonaire, la phtisie. Dans notre cas, il s'agissait d'une tuberculose ouverte, c'est-à-dire avec bacilles dans les crachats. La certitude du diagnostic était au-dessus de tout soupçon. La tuberculose peut aussi se fixer sur d'autres organes, comme les os. La tuberculose des vertèbres dorso-lombaires, le mal de Pott dorso-lombaire présente comme signe subjectif des douleurs et comme signe organique la saillie anormale des vertèbres malades. L'atteinte de la moelle épinière contenue dans le canal rachidien, formé par les vertèbres, peut donner lieu a une paraplégie, une paralysie des membres inférieurs et de la partie inférieure du tronc. Les signes subjectifs en sont des douleurs et de la perte de la marche. Les signes objectifs sont des troubles de la motricité, sensibilité, réflectivité que constate le médecin. Parmi ces troubles des réflexes, on insiste sur le réflexe rotulien obtenu par la percussion du tendon rotulien et sur le signe de Babinski, le réflexe de la plante du pied qui est universellement considéré comme de la plus grande valeur. Il n'existe jamais dans une paralysie fonctionnelle, hystérique. Toutes les fois qu'on le trouve, la paralysie est organique.

Orpheline, recueillie par les Sœurs de Saint-Vincent de Paul, à l'asile de Drancy.

Enfance maladive. — Bronchites fréquentes. — Sujet peu développé, mesurant actuellement $1^m,49$. — Règles à seize ans et demi.

Placée comme domestique à l'âge de dix-neuf ans. Sa santé était alors satisfaisante.

En novembre 1918, une atteinte de grippe. Elle traîne depuis lors.

En mai 1919 (à vingt-cinq ans) elle est admise au sanatorium de Villepinte avec le certificat suivant du Dr M. Rivaillon de Flacy (Yonne) : « Sommet droit suspect avec diminution du murmure vésiculaire et submatité. Fièvre vespérale et sueurs nocturnes. Amaigrissement de 5 kilos depuis novembre dernier.

Examinée à l'entrée par le Dr Lefèvre, sa fiche porte : « Craquements secs des deux côtés prédominants à droite. — Analyse des crachats du 28 Mai 1919 : présence de bacilles. » Dans les premiers mois de son hospitalisation, elle a une fièvre très élevée, des sueurs nocturnes, toux et expectoration. Le poids se maintient autour de 47 kilos jusqu'en novembre. Elle fait alors une aggravation telle qu'en janvier 1920 on lui administre les derniers sacrements : en vingt-sept jours elle perdit plus de 2 kilos (46 kg. 900 à 44 kg. 650.)

Puis elle reprit le dessus et en plusieurs mois l'état général s'améliora. Elle revint à peu près au poids initial en juillet 1920, date de sa sortie, après avoir fait quelques troubles intestinaux.

Elle avait séjourné quinze mois à Villepinte. Elle n'était pas guérie, car, après un court séjour à Drancy, les accès de fièvre reprirent, et en septembre 1920 elle était admise à l'hôpital Lariboisière, salle Maurice Reynaud. Peu de temps après, elle était au Vésinet. Un érysipèle la fit hospitaliser au Bastion 29. Là elle se plaignit vivement de douleurs dorsales, au niveau d'une petite gibbosité qui était apparue depuis plusieurs semaines, disait-elle. On examina la colonne vertébrale et on porta le diagnostic du mal de Pott, le 21 octobre 1920. Elle fut envoyée en chirurgie à l'hôpital Saint-Louis, service du professeur Lecène.

Le professeur Lecène l'examina à son entrée, 18 novembre, confirma le diagnostic de mal de Pott, et à une question de l'un des assistants il répondit : « Ce n'est pas la peine de la radiographier. Ce qu'elle a est bien visible. » Et il montrait la petite gibbosité siégeant au niveau des dernières dorsales. Elle avait des dérobements de jambe depuis la fin de septembre, avec de vives douleurs dans le territoire des deux sciatiques, mais elle pouvait encore marcher.

Le 1er décembre, premier plâtre.

Elle continua à pouvoir remuer les jambes dans son lit, mais sentait la force diminuer.

Second plâtre le 15 février.

Fin avril, les mouvements des membres inférieurs cessèrent tout à fait. La paraplégie pottique s'était progressivement installée et était maintenant complète.

Dans les premiers mois de son hospitalisation, elle avait une fièvre à 38°5 et les sueurs nocturnes continuaient. L'amaigrissement était progressif.

Troisième plâtre le 4 mai.

Des troubles sphinctériens apparurent fin juin.

En juillet on remarqua des contractures dans les deux membres inférieurs. Elle souffrait, de plus, de douleurs abdominales en ceinture. La fièvre était irrégulière. L'anorexie complète. L'amaigrissement s'accentuait. Les troubles sphinctériens s'aggravaient : perte des urines sept à huit fois par vingt-quatre heures, puis incontinence complète. Constipation ou plutôt absence de selles spontanées, nécessité de moyens mécaniques.

L'aggravation de la paraplégie était manifeste : aux troubles moteurs s'étaient ajoutés des troubles sensitifs et sphinctériens, en même temps que baissait l'état général.

Le professeur Lecène examina la malade le 18 juillet. Il se montra peu satisfait de ce qu'on n'avait pas encore pris soin de sa contracture : « Si vous la laissez ainsi, elle va avoir les pieds bots! » s'écria-t-il, et il ordonna de placer les sacs de sable pour relever les avant-pieds et lutter contre la flexion forcée. Il examina la réflectivité, la sensibilité des membres inférieurs, et palpa la fosse iliaque pour y rechercher un abcès par congestion.

Ce jour-là le professeur Lecène rédigea le certificat suivant : « Je soussigné, chirurgien de l'hôpital Saint-Louis, professeur à la Faculté de médecine, déclare que Mlle E. Cailleux, âgée de vingt-six ans, est atteinte d'un mal de Pott dorso-lombaire avec paraplégie rendant la marche impossible, 18 juillet 1921. »

Il faut noter au passage la hauteur de vue de ce prince de la chirurgie française. Il savait que ce certificat était destiné à l'inscription de la malade pour le Pèlerinage de Lourdes. Il n'était pas tenu par quelque conviction philosophique ou religieuse de rendre possible l'envoi de cette malade à la piscine miraculeuse. La malade s'était mise en retard pour demander son certificat. Le professeur Lecène acquiesça gracieusement à l'empressement de la surveillante, la dévouée « Mlle Alice », et écrivit aussitôt le certificat tout entier de sa main.

Mon examen avant le départ au Pèlerinage.

C'est ce certificat que je lus à l'avenue de Breteuil et qui m'amena, le 10 août, à la salle Denouvilliers, lit 13 *bis*. J'examinai Mlle Cailleux et pris comme d'habitude une petite note à son lit.

Je constatai :

Impotence fonctionnelle complète. La malade ne peut exécuter aucun mouvement des membres inférieurs qui, au cours de l'examen, retombent selon les lois de la pesanteur.

Contracture des pieds en flexion. Quand je veux replacer les coussins de sable qui redressent l'avant-pied, j'ai de la peine à vaincre cette contracture tant elle est forte.

Grande exagération des réflexes rotuliens et achilléens (sensation de corde tendue) clonus vrai, persistant. Les secousses sont égales et persistent indéfiniment. A la recherche du signe de Babinski :

Extension de l'orteil à droite. — Ebauche d'éventail à gauche.

La sensibilité est recherchée selon la méthode de mon maître Babinski : anesthésie tactile des pieds et des jambes et de la face postérieure des cuisses, des régions sphinctériennes, de la partie interne de la fesse et de la région sacrée. La partie externe de la fesse et la face antérieure de la cuisse sont respectées. Il s'agissait donc d'une anesthésie à distribution radiculaire s'étendant du territoire de la IIIe racine lombaire au cône terminal. Cette anesthésie n'existait pas seulement au tact, mais à la piqûre. Une recherche prolongée du signe de Babinski avait fait saigner la plante des pieds sans que la malade accusât la moindre douleur. De plus, cette anesthésie était thermique. Si je n'avais pas le nécessaire pour l'explorer, je constatais des traces de brûlures récentes au dos des pieds causées par une bouillotte que la malade dit n'avoir pas sentie. La sensibilité osseuse et le sens des attitudes musculaires n'ont pas été recherchés.

Je constatai de plus que la garniture était imbibée d'urines, constatations objectives de ses troubles sphinctériens.

Amyotrophie des membres inférieurs très marquée à tous les segments : jambes, cuisses, fesses, mais égalité des lésions.

Je mesure 34 cm. 1/2 des deux côtés, comme tour de cuisse à 12 centimètres et à 10 centimètres du bord supérieur de la rotule : cuisse cylindrique.

Pas d'escharre.

Par la fenêtre du plâtre, je vois et touche une petite gibbosité angulaire médiane avec douleur nette à la pression et à la percussion faible. Empâtement des gouttières latérales — Ceci au niveau de la IXe dorsale.

Micropolyadénite surtout cervicale.

Malade immobile dans son lit, les traits tirés exprimant la souffrance.

Elle avait assisté passive à l'examen. Elle remerciait à voix basse tandis que je lui replaçais les couvertures.

Elle ne se nourrissait presque plus, m'affirma sa voisine de lit.

Conclusion : Mal de Pott dorso-lombaire dont le début remonte à dix mois. — Paraplégie spasmodique avec signes d'organicité datant de huit mois et actuellement en voie d'aggravation. — Etat général très atteint. — Chez une tuberculeuse héréditaire présentant des lésions pulmonaires en évolution depuis deux ans, avec des bacilles dans les crachats.

Je partais donc de l'hôpital Saint-Louis après avoir vérifié le diagnostic du professeur Lecène. Neuf jours après, le 19 août 1921, au Bureau médical, à Lourdes, je voyais une malade se lever seule du brancard qu'on venait de poser à terre, faire quelques pas et venir s'asseoir sur la chaise.

Elle était souriante. C'était Mlle Cailleux.

J'hésitai un instant à la reconnaître, puis je m'empressai de frapper sur ses réflexes rotuliens. Ils étaient très diminués en comparaison de ce que j'avais trouvé à l'hôpital Saint-Louis.

Récit du miracle.

Alors on interrogea la malade :

Je n'ai pas été baignée le premier jour, dit-elle, parce que j'étais trop fatiguée. Je suis restée à l'hôpital.

Aujourd'hui, on m'a portée à la piscine (vers 14 heures). Les dames baigneuses m'ont mis des serviettes mouillées sur les jambes. (Il n'y a pas eu d'immersion.)

Puis on m'a portée, en brancard, à la Grotte.

A la dernière dizaine de chapelet (vers 15 1/2), j'ai senti une force, comme quelque chose qui se passait en moi, quelque chose qui m'a soulevée...

On lui fait préciser :

La force était dans tout mon corps et surtout dans les jambes. C'était quelque chose qui me disait que je pouvais marcher.

Elle n'a pas entendu de voix dans ses oreilles.

J'ai dit : « Je peux marcher. Je suis guérie. »

Et je me suis assise sur mon brancard autant que je le pouvais avec mon plâtre.

Les brancardiers m'ont fait recoucher.

Alors, j'ai dit : « Je veux me lever. Je suis guérie. » Il m'ont aidée. Au bras d'une dame, j'ai marché. J'ai fait le tour de la Grotte.

On lui fait préciser ce qu'elle sentait en marchant :

Je n'ai pas eu peur, mais je me sentais faible, faible sur mes jambes.

Je voulais venir ici à pied. Les brancardiers n'ont pas voulu. Je me suis assise toute seule sur le brancard (1).

Elle est là tranquille, heureuse, souriante.

— Montrez-nous comment vous marchez.

Elle se lève seule et marche devant nous, en hésitant, en fléchissant un peu sur les jambes, en lançant ses jambes trop en avant à chaque pas.

Elle se plaint du poids de son plâtre.

— Alors vous voulez qu'on vous l'enlève?

— Oh! oui.

— Vous êtes guérie?

— Oui. Enlevez mon plâtre, répond-elle d'un petit ton décidé.

Je commençais à être touché. Cette différence de vitalité était vraiment saisissante. Cette loque humaine perdue sous son cerceau, il y a neuf jours, était debout devant moi, une personne vivante, répondant en souriant, avec le rose de l'émotion aux joues. Mais j'étais loin d'être persuadé et je répétais : tant que je n'aurai pas vu ses rotuliens normaux...

Premier examen après le « miracle ».

Quatre confrères, à grand renfort de pinces et de vinaigre, enlèvent le plâtre.

Je regardais le visage de la malade : aucune douleur ne s'y lisait malgré les tiraillements nécessaires, et ses dires confirmèrent qu'elle n'avait pas souffert.

Examen du 19 août de 16 à 17 heures :

Motricité des membres inférieurs normale pour tous les segments. Les mouvements sont exécutés avec assez de force.

Sensibilité normale. Les réponses sont très nettes. Le contraste est frappant avec mon examen précédent.

Réflexes rotuliens et achilléens encore très forts, mais bien moins qu'il y a neuf jours. Plus de clonus vrai. En insistant, j'arrive à provoquer un faux clonus qui s'épuise rapidement.

Recherche du signe de Babinski : Flexion des orteils des deux côtés.

---

(1) Ce récit est impressionnant dans sa simplicité. Il fait revivre la scène. Doit-on se contenter de ce que la personne dit avoir ressenti, pour crier au miracle?

L'amyotrophie est restée telle. 34 cm. 1/2 à 10 et à 12 centimètres du bord supérieur de la rotule. Cuisse toujours cylindrique.

Alors qu'elle était encore dans le plâtre, je recherche la douleur de la gibbosité et n'en trouve plus. Les gouttières latérales sont bien libres, mais la gibbosité est toujours là.

Débarrassée du plâtre, elle montre une colonne dorsale raide « en plateau » dans tous les mouvements du tronc qu'elle exécute sans douleurs ni précautions. C'est l'aspect habituel d'un thorax sortant du plâtre. La petite gibbosité est absolument indolente à la pression et à la percussion forte au marteau. Dans les mouvements forcés, on arrive à obtenir un peu de participation de la colonne dorsale dans les mouvements de flexion, d'inclinaison, de rotation, du tronc.

Entourée de médecins, interrogée et examinée pendant une heure et demie, la malade se dit fatiguée et a un court évanouissement. Couchée tête basse, elle revient aussitôt à elle. Son pouls était à 88.

Elle est toujours très calme, sérieuse.

On la congédie en lui recommandant de manger beaucoup et on la prie de revenir le lendemain.

Second examen et autres constatations.

Le lendemain 20 août elle nous raconte qu'elle a bien mangé, qu'elle ne perd plus ses urines et qu'en prenant un bain elle s'est aperçue que l'eau était chaude — ce qu'elle n'avait pas senti au niveau de ses jambes depuis longtemps.

Elle marche devant nous, chancelant encore, mais déjà mieux que la veille. Les pas sont bien mesurés. Avec quelques paroles d'encouragement, on la fait marcher mieux et plus vite. Nous constatons :

Motricité, sensibilité des membres inférieurs normales.

Les réflexes rotuliens et achilléens sont encore très forts, un peu moins qu'hier cependant.

Plus de trépidation épileptoïde ni vraie ni fausse.

La gibbosité est toujours là.

Mais la colonne dorsale ne fait plus « plateau ». Elle s'incurve un peu dans les mouvements de flexion et d'extension, alors que dans les positions d'inclinaison latérale sur un billot elle prend une courbure presque normale. De même elle participe bien aux mouvements de rotation.

En somme, les progrès sont très marqués de ce côté.

Un long examen ne provoque ni douleur ni fatigue, mais amène

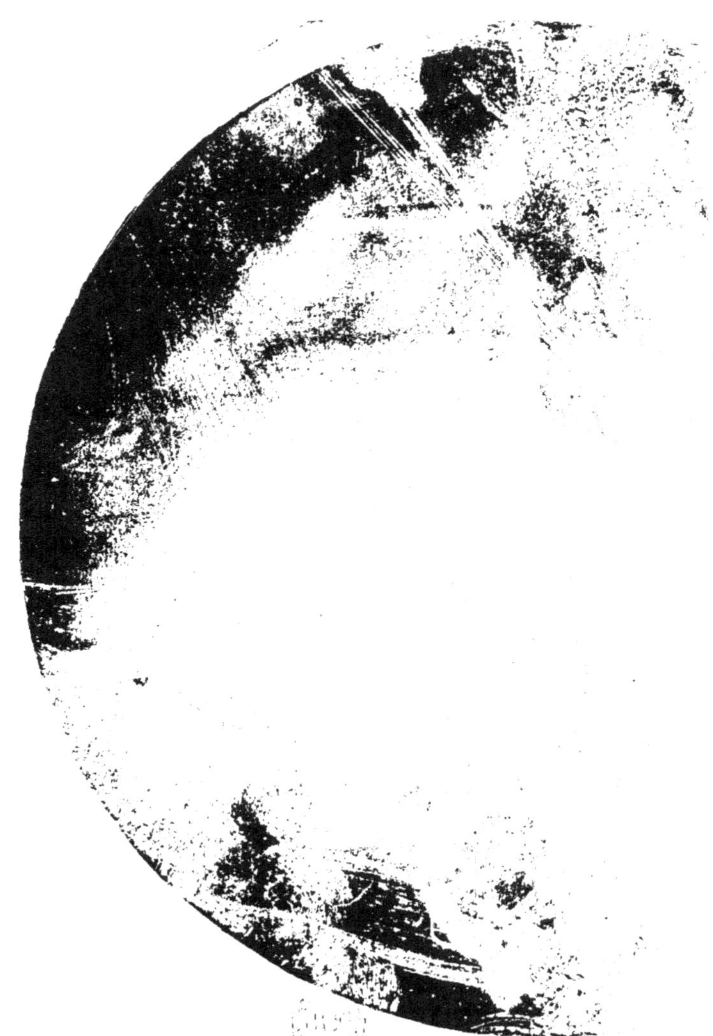

Radiographie du Thorax (profil).

Radiographie [illegible] (face).

une selle abondante normale, ce qui n'avait pas eu lieu depuis longtemps.

A l'examen des poumons, si les deux sommets sonnent peut-être un peu moins bien que normalement, il n'y a pas de différence appréciable entre les deux côtés.

A l'auscultation, quelques râles de déplissement alvéolaire par endroits, et certainement de la rudesse dans la région du hile droit. A la base gauche, dans la ligne axillaire, quelques petits frottements. Partout ailleurs, c'est le moelleux du murmure physiologique.

Ici, je n'ai pas la possibilité de comparer avec une auscultation antérieure.

Un peu d'éréthisme cardiaque (signalé d'ailleurs à Villepinte).

Bruits du cœur normaux.

Pouls à 88 debout, passant à 100 après 5 flexions profondes, revenant à 88 en une demi-minute.

On la remercie de ce long examen, qui a permis à quelques confrères absents la veille de l'examiner complètement.

Elle reste toujours la « petite bonne » effacée, tranquille, se soumettant à tous les examens, sans faire un geste trop vite. Quand on lui parle, elle répond avec précision.

Elle sourit, remercie et se retire discrètement.

Je la revois, à son insu, dans l'après-midi. Elle reste debout devant la Grotte pendant dix minutes, un cierge à la main, puis elle s'assoit sur un banc. Elle y était encore une heure après, elle qui n'avait pas quitté son lit depuis neuf mois.

Le surlendemain, 22 août, je l'accompagne de l'hôpital des Sept-Douleurs à la Grotte. Elle marche seule, à pas mesurés, mais égaux. Elle se plaint de souffrir des talons. En effet, elle n'a pas de chaussures, et les cailloux du chemin la blessent au travers de ses chaussons.

Après une station assise de quelques minutes à la Grotte, nous revenons. J'observe qu'à un passage difficile elle fléchit le dos, très souple, pour éviter un obstacle.

Au retour, elle est fatiguée. Alors qu'elle se repose sur une chaise, je percute ses rotuliens. Ils sont exagérés à ce moment.

Le procès-verbal.

Le Dr Le Bec, président du Bureau médical, avait, comme de coutume, désigné quatre confrères pour rédiger le procès-verbal. C'étaient ceux qui avaient plus particulièrement examiné la malade, car, vu l'afflux des malades, le nombre et l'empressement des confrères, un certain ordre est nécessaire.

Ces malades ne sont pas des « malades d'hôpital » sur lesquels on peut, sans précautions, faire une « clinique ». Ce sont des « pèlerins ». Une certaine discrétion s'impose. Le travail des quatre experts est ensuite discuté en séance plénière, et chaque confrère peut demander tel examen nouveau qu'il désire.

Les Drs Pineau de la Caillère (Vendée), Gony de Cette (Hérault), Coulange, 115, boulevard de Longchamps (Marseille), Goret, 11, rue Rataud, Paris (Ve), signèrent le procès-verbal d'examen de Mlle Cailleux et conclurent ainsi :

La maladie a-t-elle existé réellement? — Oui.

Y a-t-il guérison absolue ou seulement amélioration évidente? — Amélioration évidente.

Cette amélioration peut-elle être attribuée à un processus naturel? — Non (1).

Au retour.

Je pars de Lourdes très intrigué, assez convaincu, mais pas entièrement satisfait.

On sait bien que ces paraplégies pottiques sont spontanément curables, mais non pas quand la maladie est en voie d'aggravation.

Et ici, il ne s'agit pas de cela, puisqu'il n'y a pas rétrocession progressive des symptômes, mais disparition instantanée. Impossible de récuser les signes d'organicité. Ils étaient trop nombreux et trop nets; tout était trop bien cohérent. Alors?

La certitude du diagnostic et celle de l'aggravation récente sont hors de conteste (2).

---

(1) A remarquer que l'on demande au médecin si la guérison peut être attribuée à un processus, à une évolution naturelle et non pas à un processus surnaturel. Si le médecin répond non, la guérison ne peut être attribuée à un processus naturel, il affirme par là que le cas sort de sa compétence. A l'autorité ecclésiastique de juger, s'il y a lieu, si la guérison a été surnaturelle.

(2) Pour les maladies chroniques traînant de longues années, tels le mal de Pott, la coxalgie, etc., la guérison n'a pas lieu tel jour, mais à quelques jours près, à quelques semaines près, et même à quelques mois près.

C'est fréquemment dans ces derniers mois de traitement que le malade, déjà guéri ou presque, vient à Lourdes. Il était confiné dans sa chambre de malade depuis si longtemps qu'il ne songeait plus à reprendre la vie courante. Même les enfants s'habituent si vite à leur plâtre qu'au bout de plusieurs mois ils ne pensent plus à en sortir.

Il y a donc eu une reprise instantanée de vitalité. La malade marche maintenant avec ses muscles atrophiés ; elle a retrouvé sa sensibilité tactile et le fonctionnement de ses sphincters. Ce qui lui est revenu, c'est de la vie, et on peut s'attendre à la réparation rapide des lésions.

Dans le train de retour, Mlle Cailleux voyage assise. Je frappe sur ses rotuliens. Ils sont presque normaux. Plus de clonus. Je remarque avec étonnement que les muscles des jambes reprennent déjà du tonus au palper. Elle a marché et bien mangé depuis le miracle. La nourriture lui a redonné du muscle. Le sursaut de vitalité utilise la matière ingérée.

Examen décisif du neuvième jour.

Le 28 août, à Drancy, je retrouvais Mlle Cailleux. Elle allait et venait dans la maison et dans le jardin, les jambes encore faibles, mangeant beaucoup et digérant bien.

Examen (le 9e jour).

Motricité, sensibilité normales.

Reflectivité tendineuse normale, normale forte — mais on peut appliquer ce qualificatif aussi bien aux réflexes des membres inférieurs qu'à ceux des membres supérieurs.

Pas de clonus ni vrai ni faux.

Signe de Babinski en flexion.

Jusqu'ici, c'était l'évolution, facile à prévoir, de cette extraordinaire transformation.

Mais voici que je mesure le tour de cuisse et trouve : à 12 cm. du bord supérieur de la rotule, 38 1/2 à droite, 39 à gauche ; à 10 cm. du bord supérieur de la rotule, 37 1/2 à droite, 38 à gauche.

Je suis dans l'étonnement, je regarde mes notes, j'y relis le chiffre de 34 1/2. Je reviens à la malade : là où il y avait une cuisse cylindrique, c'est maintenant un membre cylindro-conique, avec une peau souple, lisse, tendue, rosée et un tonus musculaire fort.

Et voici que les émotions du Pèlerinage se présentent comme une heureuse occasion pour se demander soudain si on ne serait pas guéri. On essaye ses forces. On voit qu'on peut marcher. On veut se libérer et du plâtre et de la maladie et du médecin. On crie au miracle. On est guéri.

Et c'est bien exact que le malade soit guéri. Mais... il l'était auparavant.

Or, dans le cas de Mlle Cailleux, on peut affirmer que, loin d'aller vers la guérison, son état s'aggravait de jour en jour, faisant présager une terminaison fatale à brève échéance.

Il faut se rendre à l'évidence. Il y a eu une réparation des tissus si rapide que le tour de cuisse a gagné 4 cm. en neuf jours. Voilà quelque chose qu'on peut qualifier d'extraordinaire.

Et d'ailleurs, un signe nouveau est apparu. Depuis quelques jours, elle a de l'œdème malléolaire, plus développé le soir. Or, elle n'en avait pas pendant sa maladie. Je constate qu'il donne un léger godet persistant.

Elle se plaint toujours de petites douleurs à la marche au niveau des talons, ce qu'explique bien l'absence de semelle épidermique dont la reproduction ne peut tarder.

Je vois de petites ecchymoses traumatiques aux crêtes tibiales. Elle les rapporte à l'agenouillement.

En somme, il y a comme un afflux sanguin trop considérable dans ces membres qui ont augmenté étrangement de volume en neuf jours.

Plus aucun trouble sphinctérien. Selles spontanées quotidiennes.

Alors j'examine la colonne vertébrale. Je cherche la gibbosité.

Plus de gibbosité.

J'en connais parfaitement bien la place, grâce à un repère de pointes de feu anciennes. La gibbosité était juste au-dessus.

Et maintenant, il n'y a plus rien.

Vraiment, je suis subjugué.

Je fais fléchir la colonne en tous sens. Je lui fais faire de la flexion forcée, baisser fortement la tête dans la position accroupie.

Je ne vois plus, je ne palpe plus aucune saillie.

La colonne dorsale est d'une souplesse parfaite dans la flexion, extension, inclinaisons et rotations.

Les muscles du dos ont d'ailleurs repris leur volume normal. Les téguments ont l'aspect de bonne santé.

Nulle part aucune douleur à la pression ni à la percussion au marteau.

D'ailleurs, j'apprends bientôt que je ne suis pas le premier à avoir constaté l'absence de toute gibbosité. Le Dr Boeldieu, le médecin de l'Asile de Drancy, me raconte qu'il a examiné Mlle Cailleux à son retour, c'est-à-dire le 23 août. Il a constaté qu'il n'y avait aucune gibbosité, et comme il ne connaissait pas la malade auparavant, il n'a pas su en retrouver la place.

La gibbosité a donc disparu entre le 20 et le 23 août, du deuxième au quatrième jour.

La malade connaissait auparavant sa gibbosité par le palper. Elle en ignorait la disparition. Nous la lui faisons constater sous nos yeux.

Ceci permet de dire que la disparition eut lieu sans nouvelle sensation. Ce qui inclinerait à faire croire qu'elle a été progressive, mais rien ne permet de l'affirmer. Donc, en présence de cette disparition totale d'une gibbosité pottique, je dois me rendre à l'évidence. Je me rends.

Ce que la nature ne réalise pas même avec du temps.

Qu'il y ait eu saute brusque dans l'évolution de cette paraplégie motrice et sensitive : elle était en voie d'aggravation, elle a passé instantanément à une disparition complète. Cela ne se voit pas dans la nature. C'est vraiment merveilleux, miraculeux.

Mais il s'agit encore de phénomènes de même ordre.

Qu'il y ait eu réparation rapide, extrêmement rapide des masses musculaires, si rapide que cela ne se voit pas habituellement, voilà qui sort encore de l'ordinaire et confirme le miracle.

On peut se déclarer vaincu après cela.

Mais il y a plus.

Jamais, que je sache, une gibbosité pottique bien nette, bien saillante ne disparaît totalement, même avec le temps, dans le cours naturel des choses.

Et chez Mlle Cailleux, elle a complètement disparu. Une guérison naturelle n'aurait pas réalisé cette disparition même avec le temps. Il n'y a pas dans la nature de ces suppressions pures et simples. Il serait toujours resté une saillie atténuée, mais reconnaissable, sinon dans la position debout au moins dans la flexion forcée. (Et il s'agit de la région dorsale inférieure et non pas de la région lombaire ou sacrée où l'examen est plus difficile.) Mais ici un médecin, même prévenu de son existence antérieure, n'a pas pu en retrouver la place.

Alors?

Multiplicité des constatations médicales.

Et je ne suis pas le seul à avoir vu cela.

Partout mes constatations ont été faites en même temps par d'autres confrères. Et je n'ai pas hypnotisé mes confrères, puisque je suis toujours arrivé, au plus, bon second.

Le diagnostic de mal de Pott a été porté au bastion 29. M. Lecène l'a vérifié, puis a porté celui de paraplégie. Je n'ai fait que contrôler humblement ce « diagnostic de patron ».

A Lourdes, nombreux étaient les médecins, en plus des quatre experts. Pas la moindre discussion sur l'absence de signe de paraplégie. Enfin, à Drancy, je ne suis arrivé que second pour voir, après M. Boeldieu, cette absence de gibbosité.

La malade a tenu à se présenter à M. Lecène quand il revint de vacances, vers le 12 septembre. Elle avait une lettre du Dr Le Bec. M. Lecène la lut, pria Mlle Cailleux de marcher, de se courber : ce qu'elle fit. Puis il dit à l'un des assistants :

— Ce qui est capital, c'est qu'elle avait des bacilles dans les crachats.

Et il congédia la jeune fille avec une politesse exquise.

Donc, partout, j'ai été simplement de l'avis des confrères présents.

Et j'ai vu des choses naturellement inexplicables :

Une paraplégie pottique qui a disparu instantanément, tandis qu'elle était en voie d'aggravation.

Des lésions post-paralytiques réparées avec une rapidité surprenante.

Une gibbosité pottique en D12 qui disparaît entièrement, ce que la nature ne réalise pas même avec du temps.

Alors ?

Alors, j'ai vu des choses qui sortent de l'ordinaire, qui sont de l'extraordinaire, de l'**extra-naturel**, ce que l'on appelle du surnaturel.

Pareille constatation d'une guérison miraculeuse est-elle isolée ?

Nullement. Notre procès-verbal du 19-20 août 1921 n'est que le sixième des cas « retenus » depuis le début de l'année courante.

Et d'ailleurs, ce ne sont pas les guérisons miraculeuses de mal de Pott qui manquent dans le livre du Dr Boissarie.

En 1921, j'ai vu se réaliser mon projet de 1916.

Mais personnellement, j'ai vu se réaliser mon projet de 1916. A deux reprises, j'ai passé quelques jours à examiner des malades disséminés dans tout Paris.

En 1920, sur 12 malades examinés auparavant, aucun n'a été miraculé.

En 1921, sur 35 malades, une a été miraculée.

J'ai obtenu ce que je cherchais.

La constatation personnelle d'un miracle à Lourdes me conduit nécessairement à admettre que dans les autres cas étudiés par des confrères, il a pu y avoir miracle. Je garde ma liberté de jugement vis-à-vis de chacun des cas publiés comme guérisons miraculeuses. Mais si mon besoin d'information médicale est satisfait, je ne répugne plus — ou mieux, je suis tout disposé — à parler de ce cas comme d'un miracle.

Je suis désormais du groupe des médecins croyant au surnaturel de Lourdes et j'y crois parce que j'ai vu, palpé, examiné à loisir.

Ce surnaturel de Lourdes est-il indéterminé ?

Ce n'est pas sortir de mon rôle de médecin que de qualifier ce surnaturel.

Quand est terminé l'examen des divers organes, le rôle du chirurgien, du neurologiste est achevé, — mais le psychiâtre se recule et regarde le malade dans son entourage. Ce surnaturel qui encadre le fait n'est pas indéterminé. Ce serait arbitrairement que j'y introduirais tout le mystérieux. C'est contrairement aux données de l'observation que j'y mettrais pêle-mêle et à mon gré le monde des esprits, les investigations des spirites et l'hypothèse des forces inconnues, ou toute autre supposition.

Je n'ai pas le droit de qualifier de force inconnue une force que l'on qualifie, hors du langage médical, une force à qui on donne un nom depuis vingt siècles, une force bien connue, par conséquent.

Et ce faisant, moi, médecin, je n'endosse pas la responsabilité de cette dénomination. Je constate qu'elle existe.

Etant observateur, je n'ai pas le droit d'arrêter quand il me plaît mes constatations.

Je viens de constater personnellement que le cadre de ce fait extraordinaire est le même que pour ceux qui sont exposés dans le livre du Dr Boissarie.

Ce surnaturel se présente comme contemporain. Il est proche de nous dans l'espace et dans le temps. Il est vraiment médical. Il ne s'agit pas de ce qu'on lit dans les vieux parchemins. Ce n'est pas de l'histoire de la médecine. Il ne s'agit pas de miracles vieux de plusieurs années ou de plusieurs siècles. Les faits ne se passent pas dans des contrées lointaines, mais à 800 et quelques kilomètres de la Salpêtrière.

Ce surnaturel médical se montre continuellement. J'ai lu des récits de miracles probants ayant eu lieu avant 1916. J'ai attendu cinq ans pour en voir un et je l'ai vu en 1921.

Il n'est pas unique non plus dans ses manifestations : toutes les branches médicales y fournissent leur contribution, car il ne faudrait pas croire que cette guérison de mal de Pott soit la seule merveille que j'aie vue en 1921, encore que ce soit de beaucoup la plus démonstrative.

D'autre part, ce surnaturel est catholique. Lourdes est un lieu de prières catholiques.

Il s'agit d'une personne catholique, qui a été guérie au cours d'une cérémonie catholique, en récitant des prières catholiques.

Là s'arrête mon jugement médical.

Car la malade dit qu'elle a été guérie par la Sainte Vierge Marie, qu'elle lui a demandé sa guérison, qu'elle a été exaucée.

J'enregistre ce fait qu'elle a demandé sa guérison dans la religion catholique, à une force qui a nom : la Sainte Vierge Marie. Je constate qu'elle a été guérie.

Je n'ai pas à me demander si elle a été exaucée ou non.

C'est à ce moment que je sortirais de mon rôle de médecin, mais auparavant, je n'en suis pas sorti.

Donc, l'étude d'un miracle de Lourdes ne mène pas seulement au surnaturel tout court, il mène au surnaturel catholique.

Conclusion.

J'ai voulu voir un miracle à Lourdes. Je l'ai vu dans des conditions que j'avais fixées d'avance.

J'ai vu le surnaturel médical catholique.

L'aspect saisissant et indéniable du miracle s'est montré à moi ce 28 août 1921, à Drancy.

J'ai revu plusieurs fois la miraculée depuis lors.

Je l'ai examinée encore. Je suis resté en correspondance.

Ainsi j'ai précisé certains points secondaires qu'il me reste à exposer.

Mais qu'on n'y cherche pas une confirmation ou une infirmation de ce miracle. Ce qui est acquis est acquis. Même si les renseignements recueillis jusqu'à ce jour m'obligeaient à dire que

Mlle Cailleux est retombée malade, même si l'examen de son état mental m'avait révélé quelque trouble grave, rien ne pourrait supprimer les faits surnaturels dont la disparition totale de la gibbosité est le plus saisissant.

Complément d'enquête. — Radiographie.

Que donne la radiographie?

Le 15 septembre 1921, avec le Dr Laquerrière, nous avons fait la radioscopie du thorax :

Ombre hilaire exagérée à droite, dans toute la hauteur.

Bandes de sclérose péribronchique dans les deux poumons surtout au lobe inférieur gauche.

Sommet droit nettement voilé avec marbrures.

Diaphragme normal des deux côtés.

Cœur pendu, ouverture du sinus phreno-péricardique très marquée. Ascension du point G.

La colonne dorsale est parfaitement souple à la radioscopie latérale.

La radiographie latérale ne montre aucune déviation de l'axe de la colonne dorsale.

On voit de minimes irrégularités sur les faces supérieure et inférieure du corps de la Dix. Ce corps vertébral est excavé d'une façon anormale, ce qui amène un élargissement de la partie moyenne des interlignes sus et sous-jacents.

Sur la radiographie antéropostérieure, on trouve une confirmation des lésions minimes du corps de la Dix. On voit de plus un fuseau opaque débordant la colonne vertébrale des deux côtés, mais davantage à gauche. Les bords nettement limités indiquent qu'il ne s'agit pas d'un organe pulsatil, tel l'aorte dont il n'a d'ailleurs pas la forme. Il semble bien sur le même plan que la colonne. Il s'étend du bord supérieur de Dvii au bord inférieur de Dix, son maximum de largeur répondant à la Dviii.

Ce fuseau est d'interprétation difficile : peut-être un reliquat d'abcès ossifluent qui était en formation avant le miracle?

Une deuxième radiographie fut faite cinq jours plus tard.

Il n'y avait aucune modification des images ci-dessus décrites.

La radiographie montre donc des reliquats légers de lésions pulmonaires surtout au sommet droit où il y a même des marbrures et des reliquats complexes de lésions vertébrales en Dix. Tout ceci concorde parfaitement avec l'histoire de la maladie.

Enfin la radiographie vient confirmer la clinique au sujet de la disparition absolue de la gibbosité.

2° Évolution de cette guérison miraculeuse.

Autre information complémentaire.

Quelle a été l'évolution de ce miracle jusqu'à ce jour ?

Mlle Cailleux, demeurée à Drancy depuis lors, a complètement retrouvé la marche et la course, elle n'a plus présenté de troubles des voies respiratoires. Elle a repris la vie normale qu'avaient interrompue deux années et demie d'hospitalisation. Elle s'occupe de couture et de ménage.

J'ai examiné Mlle Cailleux le 15 septembre :

Elle marche bien sans précaution, en terrain plat. Elle monte assez bien les escaliers. Mais elle a de la difficulté pour les descendre. Elle s'appuie à la rampe.

Il persiste une légère parésie des extenseurs des orteils.

Au repos, la malade couchée, on observe un peu de chute des avant-pieds.

D'ailleurs, elle tient très mal la station sur la pointe des pieds.

Tous les autres mouvements des membres inférieurs sont exécutés correctement.

Réflectivité tendineuse normale forte aux membres inférieurs comme aux membres supérieurs.

Signe de Babinski en flexion.

Tour de cuisse à $0^m,12$ du bord supérieur de la rotule : 40 à droite, 40 à gauche. Tour de cuisse à $0^m,10$ du bord supérieur de la rotule : 38 à droite, 38 à gauche.

Les masses musculaires ont une consistance voisine de la normale.

Les téguments ont l'aspect de bonne santé.

Plus d'œdème malléolaire.

Elle déclare n'avoir plus de troubles sphinctériens, manger et digérer très bien. Les règles, disparues depuis longtemps, viennent de reparaître.

Outre cet examen, je la revois ce même jour très fatiguée par une course dans Paris toute une après-midi. Les jambes flageolaient par moments.

Je la revois le lendemain à Drancy.

Elle est reposée et marche de nouveau normalement en terrain plat.

Le 20 septembre, elle est examinée par le professeur Laignel-Lavastine. Il trouve des réflexes rotuliens et achilléens normaux, constate le bon état des membres inférieurs, recherche vainement le clonus, obtient le signe de Babinski en flexion et conclut que ces membres inférieurs ne présentent plus d'atteinte du système nerveux.

Le 30 septembre, le Dr Boeldieu constate qu'elle peut se soulever et rester sur la pointe des pieds comme normalement. La parésie des extenseurs a disparu.

Depuis lors :

Le 16 octobre : « elle continue à aller très bien, mange toujours bien. Poids, 44 kilos. Elle court comme normalement. Tour de cuisse de 39,5 des deux côtés à 12 centimètres du bord supérieur de la rotule »

Le 4 novembre : « elle continue à être en bon état malgré le brouillard humide et la pluie. Les jambes sont dans toute leur force ».

Le 16 décembre : « elle a fait quelques jours de rhume fin novembre, mais va bien maintenant. Poids, 46 kilos. La marche et la course continuent a été absolument normales ».

Le 16 janvier 1922, « la santé est vraiment satisfaisante, le mouvement et la marche sont merveilleux », écrit la Mère supérieure. Poids 46 kg. 500

Le 5 mars : « très bon état ».

Le 18 avril : « très bon état. Elle compte entrer en place à la fin du mois ».

Comment a évolué ce miracle au point de vue de l'état général ?

La série des pesées manque du poids initial.

16 septembre 1921, 44 kilos.

16 octobre 1921, 44 kilos.

16 décembre 1921, 46 kilos.

16 janvier 1922, 46 kg. 500.

5 mars 1922, 46 kilos.

Cette augmentation de poids ne se produit que tardivement et elle est lente. Ceci correspond bien à l'aspect clinique. Ce n'est pas spécialement de ce côté qu'a porté le miracle. Mlle Cailleux est constitutionnellement une malingre. Et elle l'est restée. A vingt-six ans elle mesure 1,m49. Ce ne sera jamais une personne de grande force et de grande taille. Mais le fait est qu'à l'hôpital

Saint-Louis elle était mourante et que maintenant elle reprend du poids régulièrement.

Au contraire, la série des tours de cuisse montre clairement l'évolution du miracle qui, en effet, a porté surtout sur la moitié inférieure du corps. Mes mensurations antérieures servent de bases et ainsi on peut voir comment le surnaturel s'est superposé au naturel.

	TOURS DE CUISSE à 12 centimètres du bord supérieur de la rotule.		TOURS DE CUISSE à 10 centimètres du bord supérieur de la rotule.		TOURS DE JAMBE à 10 centimètres au-dessous de la pointe de la rotule.	
	DR.	G.	DR.	G.	DR.	G.
10 août 1921	34 1/2	34 1/2	34 1/2	34 1/2	—	—
19 août 1921 (j. du miracle)	34 1/2	34 1/2	34 1/2	34 1/2	—	—
20 août 1921	34 1/2	34 1/2	34 1/2	34 1/2	—	—
28 août 1921	38 1/2	39	37 1/2	38	—	—
15 septembre 1921	40	40	38	38	—	—
16 octobre 1921	39 1/2	39 1/2	—	—	—	—
16 décembre 1921	39	39	—	—	30	30
16 janvier 1922	41	41	—	—	29	29
5 mars 1922	42	41	—	—	30	30
4 mai 1922	43 1/2	43 1/2	40 1/2	40 1/2	32	32

Donc, le jour du miracle et le lendemain, il n'y a pas eu de variation de volume des cuisses.

Mais dans les neuf jours suivants il y a eu une saute brusque, une augmentation de 4 centimètres.

Puis dans les trois semaines suivantes l'augmentation n'a plus été que de 2 centimètres.

Par la suite, elle a continué à se produire avec lenteur et avec des oscillations.

On serait tenté de dire que le prodige a cessé en lysis au bout d'un mois, temps pendant lequel le tour de cuisse a gagné presque 6 centimètres.

Désormais c'est la santé avec ses fluctuations normales, et ce que gagne la miraculée s'explique aisément par l'alimentation et l'exercice.

Pourvu qu'on se donne la peine d'étudier le phénomène, la guérison miraculeuse à Lourdes ne se présente pas sous un aspect unique. Avec cette reprise de vitalité à début instantané et à descente en lysis, nous sommes loin du miracle en un clin d'œil, du tour de passe-passe qui n'existe peut-être qu'en imagination. Cette étude prolongée pendant des mois montre qu'on peut à loisir examiner le surnaturel.

3° Etat mental de la miraculée.

Un dernier complément d'enquête pour finir.
Quel est l'état mental de Mlle Cailleux ?

Pas d'hérédité mentale connue.

Orpheline de mère à cinq ans et de père à quinze ans. Avait une jeune sœur, mais ne sait où elle se trouve actuellement. Elevée depuis l'âge de huit ans par les Sœurs de l'Asile de Drancy, qui ne l'ont jamais perdue de vue.

N'a jamais eu de crise de nerfs.

Bonne instruction primaire. Certificat d'études à quinze ans.

Ses lettres sont d'une écriture scolaire avec une orthographe tout juste suffisante. Les idées exprimées y sont courtes mais nettes. Si la lettre se prolonge, les répétitions de mots apparaissent.

Intelligence normale, mémoire normale pour sa condition sociale.

A tous les examens je l'ai trouvée parfaitement présente, répondant bien exactement aux questions posées, ne s'embrouillant jamais dans les dates.

Etant jeune, elle avait peu d'aptitude pour les travaux de l'aiguille.

Placée comme domestique de dix-neuf à vingt-cinq ans, elle est toujours revenue vers les Sœurs qui l'avaient élevée et qui garantissent sa parfaite bonne conduite et régularité en même temps que la conservation de ses pratiques religieuses.

Caractère un peu difficile, un peu entêté et aussi nonchalant, telle est l'appréciation générale de l'entourage.

En somme, il s'agit d'une petite domestique orpheline qui a été bien élevée et ne s'est jamais émancipée.

C'est la « petite bonne ». Tranquille, bien élevée, polie, une petite figure insignifiante, qui a l'habitude de s'effacer devant le monde, qui ne parle que lorsqu'on s'adresse directement à elle. Au premier abord on la juge très timide, on se rend vite compte que c'est surtout de la tranquillité, que la vraie note est placidité. Elle reste volontiers sans penser beaucoup, laissant les autres répondre. Quand on la questionne, elle répond avec un sourire et un petit sursaut de tout l'être, mais dans la netteté de sa réponse on sent une petite volonté très ferme sous des apparences calmes.

A l'hôpital Saint-Louis, à Lourdes, à Drancy, je l'ai toujours vue semblable à elle-même.

A aucun moment je ne l'ai vue dresser fièrement la tête pour son titre de miraculée. Des confrères, nouveaux dans cette médecine un peu spéciale qu'est la médecine du miracle, s'y laissaient prendre. Ils négligeaient la « petite bonne » effacée qui se tenait modestement dans un coin, l'examen fini, pour la « miraculée » qui, le regard haut, l'œil brillant, était prête à raconter indéfiniment son histoire manquant d'ailleurs de preuves sérieuses.

J'ai constaté personnellement à l'hôpital de Lourdes le délaissement d'Emilie Cailleux, miraculée authentique, au profit de quelques belles parleuses, et ce m'a été une occasion de voir son bon équilibre mental et sa discrétion envers ceux qui voulaient bien s'occuper d'elle.

Je terminerai par ce mot magistral.

Apprenant de la dame visiteuse que Mlle Cailleux désirait aller à Lourdes, le professeur Lecène répondit :

— Ce n'est pas une personne à emmener à Lourdes. Ce n'est pas une nerveuse (1).

De même que j'ai affirmé que je ne sortais pas de mon rôle de médecin en qualifiant le surnaturel que j'avais rencontré, de même je puis continuer mon enquête sur l'état mental en tâchant de savoir comment Emilie Cailleux a demandé sa guérison.

Elle était à l'hôpital Saint-Louis depuis plusieurs mois quand fut hospitalisée près d'elle une jeune fille à qui la dame visiteuse avait promis une place au prochain Pèlerinage National. Cette personne mourut. La dame visiteuse, témoin de la piété de Mlle Cailleux, lui offrit la place vacante.

Mais elle se mit en retard pour envoyer ses papiers, et la demande arriva cinq jours trop tard à la direction des Pèlerinages. Ce qui n'est pas pour étonner quelqu'un qui connaît le caractère placide d'Emilie. De sorte qu'elle resta plusieurs semaines sans savoir si elle était acceptée.

— Vous deviez trouver le temps long ? lui ai-je demandé.

(1) Le mot appliqué à un malade : « C'est un nerveux » a un double sens, médical et vulgaire. Au sens courant qui est employé ici, on désigne en mauvaise part une personne exaltée, bizarre, ayant des crises de nerfs, etc. Le sens médical est tout différent. Un nerveux est un malade atteint d'une affection du système nerveux (cerveau, moelle, etc.)

Se rappeler ce qui a été dit plus haut sur la petite formule toute faite pour ce qui concerne les cas de Lourdes. C'est l'abrégé de l'effort considérable fait contre le surnaturel par Charcot et ses collaborateurs. Bien qu'on ne croie plus maintenant à l'hystérie de l'Ecole de la Salpêtrière, on continue à user, dans les milieux médicaux de cette défaite commode.

— Oh! un peu, je priais et j'avais bien confiance que les choses s'arrangeraient.

Enfin, elle apprit son admission.

Voici sa demande :

Je solicite (*sic*) de votre bonté mon admission au Pèlerinage des Malades ne comptant que sur la Sainte Vierge et n'ayant confiance qu'en elle, et je compte bien que Notre-Dame de Lourdes me guérira lui demandant avec confiance.

Ces quelques lignes ne sont pour ainsi dire que la répétition multiple du mot : Confiance.

Un jour, je la pousse sur cette « Confiance ».

Je lui raconte qu'une miraculée célèbre, Joachime Dehant, avait emporté un bas et un soulier neuf au Pèlerinage et avait eu triomphalement l'occasion de s'en servir. Emilie Cailleux s'étonna de cette histoire, elle n'avait pas eu la moindre idée de ce genre au départ de Paris.

— Oh non, je n'ai pas fait ça... et même que je n'emportais pas mes sandales le jour du miracle. Si la dame de l'hôpital ne me les avait pas mises sur mon brancard, j'aurais marché pieds nus à la Grotte.

Le ton indique l'insouciance, l'imprévoyance. Elle a l'habitude de ne pas voir si loin. C'est bien une certaine lenteur et paresse de pensée.

Impossible de placer là quelque volonté d'une force extraordinaire, ni quelque imagination ardente, ni quelque ardeur à transporter les montagnes (1).

Même tranquillité pour décider de son sort après le miracle.

Comme il arrive toujours aux miraculés, elle a reçu par lettres les propositions les plus extraordinaires et les plus avantageuses.

Plus d'une fille de sa condition s'y serait laissé prendre.

Non. Elle montre tout à la Mère Supérieure, et du moment qu'on lui offre de rester actuellement à l'Asile de son enfance, elle ne voit pas de raisons de courir d'aventures, et s'y tient heureuse et tranquille.

---

(1) L'opuscule de Charcot contre Lourdes a pour titre : *La Foi qui guérit.* Il affecte de croire qu'une sorte de fluide, sortant des malades et de la foule délirant d'enthousiasme religieux, vient se poser sur les plus exaltés, et les guérit.

CONCLUSION

En résumé :

Un interne des hôpitaux de Paris s'est posé la question :

Pourrai-je voir, étudier une guérison miraculeuse de Lourdes? en être pleinement témoin, avoir vu le malade avant, et que ce soit un cas réellement démonstratif sur lequel on puisse conclure?

Il a examiné 12 malades partant pour le « National 1920 ». Aucune n'a été miraculée.

Il a examiné 35 malades partant pour le « National 1921 ». Et l'une d'elles a été miraculée.

C'est Mlle Emilie Cailleux (vingt-six ans).

Neuf jours avant le miracle, il avait, à l'hôpital Saint-Louis, contrôlé le diagnostic du professeur Lecène :

Paraplégie pottique avec signes d'organicité (troubles moteurs, sensitifs, réflexes, sphinctériens, signe de Babinski en extension).

Le mal de Pott siégeait en Dix avec gibbosité très nette.

La paraplégie était en voie d'aggravation. L'état général très mauvais.

C'était une tuberculeuse héréditaire ayant présenté déjà des lésions pulmonaires avec bacilles dans les crachats.

Le jour du miracle, 19 août 1921, il constatait que la malade avait recouvré subitement la marche, la sensibilité, le tonus sphinctérien, et il ne retrouvait plus aucun des signes organiques de la paraplégie (signe de Babinski en flexion). Le troisième ou quatrième jour, la gibbosité pottique disparaissait complètement à la clinique comme à la radiographie.

La reprise de vitalité des membres inférieurs, après un

début instantané, s'est atténuée en lysis en un mois environ.

Des mensurations du tour de cuisse faites avant le miracle et continuées ensuite tous les mois ont permis de voir comment, à un accroissement extraordinaire (4 centimètres en neuf jours), a fait suite un accroissement de plus en plus lent soudant la période de prodige à celle de la santé normale.

Depuis lors, jusqu'au présent jour, la miraculée est en bonne santé et continue à gagner du poids.

La radiographie faite après le miracle a montré des traces des lésions pulmonaires et osseuses.

L'examen mental, corroboré par les dires de l'entourage, a établi qu'il s'agit d'une domestique d'intelligence normale, très bien équilibrée et d'un caractère très placide.

A toutes les phases de cette observation, il y a eu plusieurs médecins pour faire les mêmes constatations, sans la moindre divergence.

L'auteur de ce travail est donc fondé à dire qu'il a vu, étudié, manié à loisir du surnaturel médical catholique.

Avril 1922.

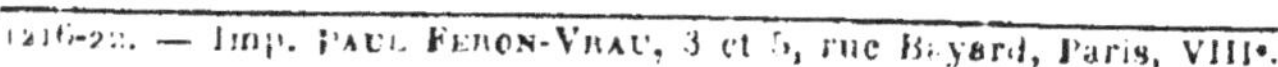
1216-22. — Imp. Paul Feron-Vrau, 3 et 5, rue Bayard, Paris, VIIIe.

ÉTUDES, SUJETS DE CONFÉRENCES

avec ou sans projections

Chaque livret, in-12, 0 fr. 50; *port,* 0 fr. 05.

N° 1. — **Rome et les triomphes de l'Église,** par L. DES GERBES.

N° 2. — **La divine enfance de Jésus,** par L. DES GERBES.

N° 3. — **La vie publique de Jésus,** par L. DES GERBES.

N° 4. — **Les enseignements de Jésus,** par L. DES GERBES.

N° 5. — **Les voyages apostoliques de Jésus,** par L. DES GERBES.

N° 6. — **La Passion de Jésus-Christ.**

N° 7. — **Les voyages de saint Paul.**

N° 8. — **Les Catacombes de Rome.**

N° 9. — **Naples.**

N° 10. — **Saint Paul, le prisonnier du Christ.**

N° 11. — **La Russie et les Russes.**

N° 12. — **La mission de Jeanne d'Arc,** par L. DES GERBES.

N° 13. — **La vie de Jeanne d'Arc.**

N° 14. — **Le Mont Saint-Michel,** par M.-L. CHRISTIAN.

N° 15. — **Madagascar.**

N° 16. — **Les Causses et les Gorges du Tarn.**

N° 17. — **Lourdes,** par M.-L. CHRISTIAN.

N° 18. — **La Franc-Maçonnerie :** *son organisation, son but,* par G. SOULACROIX.

N° 19. — **Vie de la Sainte Vierge,** par L. DES GERBES.

N° 20. — **Florence,** par L. DES GERBES.

N° 21. — **La vie publique et la vie domestique à Pompéi,** par M.-L. CHRISTIAN.

N° 22. — **Autour de la Sicile,** par M.-L. CHRISTIAN.

N° 23. — **Notes et réflexions sur les Évangiles.**

N° 24. — **L'Église :** *explication archéologique et liturgique.*

N° 25. — **L'autel et les objets du culte :** *explication liturgique.*

N° 26. — **Les cérémonies de la Messe :** *explication liturgique destinée au Catéchisme de Persévérance.*

N° 27. — **Les cérémonies de la Messe et la Passion**

de Jésus-Christ, *explication liturgique destinée aux catéchismes.*

N° 28. — **Les cérémonies de la Messe** *expliquées aux enfants, avec indication des prières à réciter.*

N° 29. — **La jeunesse des Saints,** par l'abbé PELEZ DE CORDOVA.

N° 30. — **L'acropole d'Athènes,** par M.-L. CHRISTIAN.

N° 31. — **L'existence de Dieu.**

N° 32. — **La Chine,** par L. DES GERBES.

N° 33. — **La cité des Doges,** par M.-L. CHRISTIAN.

N° 34. — **Le Pèlerinage de Terre Sainte.**

N° 35. — **Les grands pèlerinages de la France à la Sainte Vierge,** par L. DES GERBES.

N° 36. — **Le P. Damien, apôtre des lépreux,** par le P. ALAZARD, Picpucien.

N° 37. — **Le rôle social des missions,** par Mgr LE ROY, évêque d'Alinda, Supérieur général des Pères du Saint-Esprit.

N° 38. — **L'Église et les pauvres,** par M.-L. CHRISTIAN.

N° 39. — **Existence et spiritualité de l'âme,** par M.-L. CHRISTIAN.

N° 40. — **Le sacrifice dans l'économie de la religion,** par l'abbé BOUQUEREL.

N° 41. — **L'héroïsme héréditaire des Françaises,** par ANDRÉ BARON.

N° 42. — **« C'est la loi! »** *(sans projections).*

N° 43. — **Les sièges célèbres,** par F. LIGEON.

N° 44. — **La tuberculose,** par le Dr SIMON.

N° 45. — **Voyage dans le midi de l'Allemagne,** par L. MALLINGER.

N° 46. — **Le Forum romain.**

N° 47. — **Les abeilles et l'apiculture,** par O. MÉTAIS.

N° 49. — **L'alcool et l'alcoolisme.**

N° 50. — **Les pêcheurs de Bretagne et la sardine.**

N° 52. — **L'architecture religieuse à travers les âges,** par le chanoine A. DUBLANCHY.

N° 53. — **La Fontaine et ses fables.**

N° 54. — **Le Panthéon de Paris,** par PARISINUS.

N° 55. — **L'Église et le travail.**

N° 56. — **La vie future chez les Égyptiens,** par M.-L. CHRISTIAN.

N° 57. — **Le repos du dimanche,** par M.-L. CHRISTIAN.

Hors série. — **La vie et les œuvres de la vénérable Anne-Marie Javouhey.**

Les droits de la France en Orient, par EUG. GODEFROY.

www.ingramcontent.com/pod-product-compliance
Lightning Source LLC
LaVergne TN
LVHW050458160826
845677LV00003B/824